AF137786

1

Marcus D. Adams

Les Graines d'Abricot – Remède de Cancer avec de la Vitamine B17 ?

La Médecine Antique Que l'Industrie Pharmaceutique Moderne Cache

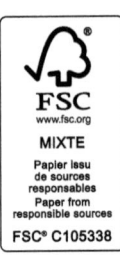

© 2017, Marcus D. Adams

Tous droits réservés

Edition : BoD - Books on Demand

12/14 rond-point des Champs Elysées

75008 Paris

Imprimé par BoD – Books on Demand, Norderstedt

ISBN : 978-2-3220-3203-7

Dépôt légal : 03/2017

Introduction

En achetant ce livre, vous accepter entièrement cette clause de non-responsabilité.

Aucun conseil

Le livre contient des informations. Les informations ne sont pas des conseils et ne devraient pas être traités comme tels.

Si vous pensez que vous souffrez de n'importe quel problème médicaux vous devriez demander un avis médical. Vous ne devriez jamais tarder à demander un avis médical, ne pas tenir compte d'avis médicaux, ou arrêter un traitement médical à cause des informations de ce livre.

Pas de représentations ou de garanties

Dans la mesure maximale permise par la loi applicable et sous réserve de l'article ci-dessous, nous avons enlevé toutes représentations, entreprises et garanties en relation avec ce livre.

Sans préjudice de la généralité du paragraphe précédent, nous ne nous engageons pas et nous ne garantissons pas :

• Que l'information du livre est correcte, précise, complète ou non-trompeuse ;

• Que l'utilisation des conseils du livre mènera à un résultat quelconque.

Limitations et exclusions de responsabilité

Les limitations et exclusions de responsabilité exposés dans cette section et autre part dans cette clause de non-responsabilité : sont soumis à l'article 6 ci-dessous ; et de gouverner tous les passifs découlant de cette clause ou en relation avec le livre, notamment des responsabilités découlant du contrat, en responsabilités civiles (y compris la négligence) et en cas de violation d'une obligation légale.

Nous ne serons pas responsables envers vous de toute perte découlant d'un événement ou d'événements hors de notre contrôle raisonnable.

Nous ne serons pas responsable envers vous de toutes pertes d'argent, y compris, sans limitation de perte ou de dommages de profits, de revenus, d'utilisation, de production, d'économies prévues, d'affaires, de contrats, d'opportunités commerciales ou de bonne volonté.

Nous ne serons responsables d'aucune perte ou de corruption de données, de base de données ou de logiciel.

Nous ne serons responsables d'aucune perte spéciale, indirecte ou conséquente ou de dommages.

Exceptions

Rien dans cette clause de non-responsabilité doit : limiter ou exclure notre responsabilité pour la mort ou des blessures résultant de la négligence ; limiter ou exclure notre responsabilité pour fraude ou représentations frauduleuses ; limiter l'un de nos passifs d'une façon qui ne soit pas autorisée par la loi applicable ; ou d'exclure l'un de nos passifs, qui ne peuvent être exclus en vertu du droit applicable.

Dissociabilité

Si une section de cette cause de non-responsabilité est déclarée comme étant illégal ou inacceptable par un tribunal ou autre autorité compétente, les autres sections de cette clause demeureront en vigueur.

Si tout contenu illégal et / ou inapplicable serait licite ou exécutoire si une partie d'entre elles seraient supprimées, cette partie sera réputée à être supprimée et le reste de la section restera en vigueur.

Introduction

Le cancer est un groupe de maladies qui implique la croissance de cellules anormales qui ont le potentiel de se propager à d'autres parties du corps. Les cellules se développent en morceaux et des groupes appelés des tumeurs, mais ce n'est pas toujours le cas. Certaines tumeurs ne se propagent pas, et elles sont appelées des tumeurs non cancéreuses. La leucémie, par exemple, cible la circulation sanguine dans le corps humain. Les cellules cancéreuses sont transportées et se propagent par le sang, et ainsi elles empêchent le fonctionnement normal du corps. Les tumeurs cancéreuses ont habituellement des effets voisins, tels que l'endommagement des systèmes nerveux, circulatoire, digestif et reproducteur. Les hormones sont parfois libérées par le cancer, ce qui peut modifier la façon dont le corps agit.

Lorsque le cancer commence à se propager dans le corps humain, il s'appelle le cancer métastatique. Le processus de la propagation des cellules cancéreuses dans d'autres parties du corps s'appelle métastase. En jetant un coup d'œil sur les cellules métastatiques à l'aide d'un microscope, nous observons qu'il n'y a pas beaucoup de différences entre les cellules cancéreuses originales et les cellules cancéreuses métastatiques.

Ce n'est pas tous les changements qui se produisent dans les tissus du corps qui peuvent être classés comme le cancer. Certains changements tissulaires peuvent se développer en cancer par la négligence, et ils sont placés constamment sous traitement. L'hyperplasie se produit.

L'Organisation Mondiale de la Santé estime que plus de 1,6 millions de nouveaux cas de cancer seront découverts aux États-Unis et jusqu'à 600,000 mourront de la maladie.

Comment le cancer affecte le corps

Le cancer a des différentes manières d'attaquer le corps humain. La circulation sanguine humaine aide le sang riche en oxygène à passer à travers les organes vitaux, en leur fournissant de l'oxygène et des éléments nutritifs pour le fonctionnement normal. Lorsque les cellules de cancers se propagent à travers le sang, elles peuvent se multiplier et se propager dans tout le corps. Cela conduit à la mort des cellules et des tissus, car le sang n'est pas alimenté correctement.

Le système le plus crucial qui est ciblé par le cancer est le système immunitaire. Le rôle du système immunitaire dans le corps humain est de protéger le corps contre les maladies et les infections causées par les bactéries, les champignons, les parasites ou les virus. Ce système répond à la présence de corps étrangers dans le corps, les attaquant, les empêchant et les maîtrisant. La propagation du cancer dans le système immunitaire, le rendra incapable d'exécuter ses fonctions correctement. La moelle osseuse est l'endroit où les globules blancs qui combattent les maladies sont produits. Le cancer pénètre la moelle osseuse et fait qu'il est impossible de produire les globules blancs, et conduit à un affaiblissement du système immunitaire. Des différentes maladies nécessitent des différentes quantités de globules blancs, et le cancer peut réduire la capacité du corps à combattre les maladies, même les plus petites.

Le système hormonal, connu comme le système endocrinien, est une autre cible du cancer. Ce système de glandes et d'organes produisent des hormones qui aident le corps à fonctionner correctement, et le cancer peut s'introduire dans ces fonctions par la diffusion de ses propres hormones. Cette intrusion peut conduire aux symptômes connus sous le nom de syndromes paranéoplasiques. Le cancer du poumon, par exemple, libère des hormones qui causent l'engourdissement dans les doigts et les orteils et cause aussi des faiblesses et des étourdissements nauséabonds.

Le système lymphatique du corps peut également être touché par le cancer, où il est piégé dans les ganglions et puis commence à se développer. Le principal rôle du système lymphatique est de piéger et détruire les bactéries, mais la présence de cancer dans le système lymphatique lui-même, il n'y a pas beaucoup le système lymphatique peut faire.

L'ensemble du corps est une proie du cancer, car les cellules cancéreuses se propagent dans la circulation sanguine et détruisent les cellules et les tissus sains. Ce processus est connu sous le nom de l'invasion, et les cellules cancéreuses peuvent également se développer en causant les cellules sanguines de se nourrir d'elles-mêmes, connus sous le nom de l'angiogenèse. Les cellules cancéreuses qui se sont regroupés et grandies ensemble peuvent se transformer en tumeurs, toutefois, ce n'est pas toutes les tumeurs qui sont des cancers car ils sont séparés en tumeurs bénignes et malignes.

Ce qui cause le cancer

Le cancer est une maladie très complexe, et il peut être causé par de nombreux facteurs. Nous allons explorer certaines des causes les plus communes du cancer pour mieux comprendre cette maladie.

1. **La génétique**

   Ce n'est pas une cause très fréquente de cancer parce que le cancer est créé à partir d'une seule cellule survivante qui se développe pendant toute la vie de la personne. Il y a des types de cancer qui le trouvent plus facile de se développer sur les organismes qui ont de l'information moléculaire et génétique hérité des gènes de générations précédentes. Ces gènes facilitent le développement des cellules cancéreuses, mais ils sont assez rares.

2. L'exposition solaire / UV

Nous ne réalisons pas que pendant chaque jour, même dans les jours plus pluvieux, nous sommes exposés à des rayons ultraviolets du soleil. 95 % des cancers de la peau sont causés par l'exposition prolongée au soleil et la négligence. Le rayonnement UV peut également provenir d'autres sources, telles que des solariums, bancs solaires et les lampes solaires. Le soleil endommage la peau lorsque les matériels génétiques dans la peau sont brûlés, résultant en un coup de soleil. Ces dommages peuvent s'accumuler au fil du temps, et les cellules du cancer de la peau peuvent se développer et se propager dans toute la peau.

3. **Le tabac**

Le tabac est la principale cause de cancer et de décès liés au cancer dans le monde. Il provoque de nombreux types de cancer et il n'y a pas de moyen sûr de consommer du tabac. La fumée vous inhalez contient plus de 7000 substances chimiques et plus de 10 pour cent d'entre eux peuvent causer le cancer. Certains des produits chimiques cancérigènes contenus dans les cigarettes d'aujourd'hui sont : la nicotine, le cyanure, le méthanol, l'ammoniac, le monoxyde de carbone, chlorure de vinyle, le cadmium, le chrome et bien plus encore.

4. **Le régime alimentaire**

L'une des causes les plus probables du cancer fait partir des choix que nous faisons chaque jour. Tous les jours nous choisissons le type de nourriture que nous mettons dans nos corps, et de mauvais choix peuvent mener à de mauvaises conséquences. La plupart des gens ne font pas attention à l'alimentation, et ils consomment quotidiennement des aliments cancérigènes. Les aliments qui comprennent de grandes quantités de sel sont très nocifs pour le corps humain et le sel peut être très dommageable pour l'estomac. Un pourcentage élevé de sel peut endommager la muqueuse de l'estomac, ce qui rend l'estomac plus exposé aux aliments et les produits chimiques causant le cancer. La façon dont la nourriture est préparée est très importante. Alors que les légumes frais, comme les tomates qui peuvent lutter contre le cancer, sont utiles à l'organisme. Si vous traitez et mettez en conserve ces légumes, ils peuvent avoir un effet négatif sur le corps, parfois, ils peuvent même être cancérigènes. Presque tous les aliments en conserve contiennent une membrane qui permet de conserver leur fraîcheur. Ce produit chimique est appelé le bisphénol-A, et il peut être trouvé dans presque tous les aliments en conserve. Il a été confirmé qu'il s'agit d'un produit chimique cancérogène et doit être évité. Les viandes transformées et la viande rouge ont été également connues pour favoriser la croissance des cellules cancéreuses dans les entrailles. Les sucres raffinés, les huiles hydrogénées, les frites et les croustilles, les boissons gazeuses et la farine blanche ont été liés avec la progression du cancer.

5. **L'alcool**

La consommation d'alcool a été longtemps connectée à provoquer le cancer. La plupart des types de cancers causés par l'alcool sont les cancers de l'appareil digestif et du foie. L'alcool est converti en acétaldéhyde lorsqu'il entre dans le corps, et cette substance peut endommager l'ADN et d'arrêter les cellules à se réparer. Ce produit chimique cause également aux cellules du foie à se développer plus rapidement, ce qui peut entraîner à des cellules cancéreuses de croître et se propager plus rapidement.

6. **Cancérogènes divers**

Un cancérogène est une substance chimique qui est directement connectée à la cause du cancer. Ces substances peuvent endommager les cellules et interrompre leur processus de récupération métabolique. Certains cancérigènes ont toujours été présents dans la nature, tels que les viandes rouges et le tabac. Il y a beaucoup de sources externes où les substances cancérogènes sont présents, tels que l'essence. L'essence contient de l'alcool et les aromatiques qui peuvent être très nocifs. Les peintures et les adhésifs contiennent du benzène qui est également très dangereux, et l'amiante est un des plus dangereux cancérogènes dans le monde, car ses fibres peuvent être inhalées.

7. **Style de Vie**

En dehors de l'exposition à des agents cancérigènes et d'un mauvais choix d'alimentation, la manière dont on vit peut également vous rendre vulnérable au cancer. La deuxième cause de cancer dans le Royaume-Uni est l'obésité et le surpoids. Le manque d'exercice et un mode de vie passif peuvent avoir de graves conséquences. Les tissus adipeux sont connus pour produire des quantités excessives d'œstrogènes, et un haut niveau de l'œstrogène peut conduire à l'endomètre et le cancer du sein.

L'obésité signifie aussi avoir un haut niveau d'insuline dans votre circulation sanguine, ce qui peut conduire à la croissance des tumeurs. Les cellules adipeuses produisent également que la leptine stimule ou inhibe la croissance des cellules cancéreuses. Le faible niveau de l'inflammation associé aux personnes avec du surpoids est également un facteur très dangereux.

Les organes les plus communs dépistés de cancer

Il existe plus de 100 types de cancers, et ils visent des différentes parties et organes du corps. À titre d'information et pour plus d'explication, nous allons explorer certains des types de cancer les plus communs d'aujourd'hui.

1. **Le cancer du poumon**

   Le cancer du poumon est causé par la présence d'une tumeur maligne dans les poumons, qui a été causée par la croissance cellulaire incontrôlée du tissu pulmonaire. Certains des symptômes les plus courants comprennent la perte de poids, toux excessive, des troubles respiratoires et des douleurs thoraciques. Les cancers du poumon sont divisés en deux types, le cancer du poumon à petites cellules et le cancer du poumon non à petites cellules. Le traitement du cancer du poumon dépend du type de cancer. Le cancer du poumon est l'un des plus hauts taux de mortalité.

2. **Le cancer du cerveau**

Lorsque les cellules commencent à se développer de façon anormale dans le cerveau humain, un cancer du cerveau émet. Cette croissance anormale mènera à endommager le contrôle musculaire, la sensation, la mémoire et autres fonctions corporelles. Les tumeurs au cerveau, connu sous le nom de tumeur intracrânienne sont classées en deux. La tumeur primaire, qui commence à se développer dans le cerveau, et les tumeurs secondaires qui ont été répandues d'ailleurs. Les symptômes communs causés par le cancer du cerveau sont les maux de tête, les nausées, les convulsions, les vomissements, des troubles de l'équilibre et même de la somnolence.

3. Le cancer du sein

Le cancer est causé lorsqu'un nombre anormal de cellules commencent à se développer dans les seins. Les cellules sont souvent regroupées et forment des tumeurs, qui peuvent être physiquement ressenties comme des grosseurs. Ces tumeurs sont également visibles sur une radiographie. Si ce n'est pas pris en charge, le cancer peut se propager à travers le corps entier. Les symptômes de cancer du sein incluent : gonflement des seins, douleurs du sein ou des mamelons, des plaques et l'épaississement du mamelon et la rougeur. Le cancer du sein est le plus souvent diagnostiqué chez les femmes.

4. Le cancer du col de l'utérus
La partie la plus basse de l'utérus est appelé le col de l'utérus, et lorsque les cellules croissent dans des motifs anormaux et se propagent, le cancer du col de l'utérus se produit. Le cancer du col de l'utérus ne montre pas de symptômes immédiats et ils n'apparaissent que lorsque le cancer est devenu envahissant et se développe dans les tissus voisins. Les symptômes les plus courants du cancer du col de l'utérus sont des douleurs pendant les rapports sexuels, des saignements vaginaux anormaux, des saignements après les rapports sexuels, et des saignements

lourds pendant les cycles menstruels. On peut noter les pertes vaginales inhabituelles en mixte avec le sang du cycle menstruel ou après la ménopause.

5. **Le cancer de l'ovaire**

Le cancer peut aussi se développer dans les ovaires, et il se produit à partir de la distribution et la croissance anormale de cellules. Les principaux symptômes ne peuvent pas être ressentis jusqu'à ce que le cancer soit devenu envahissant et il a progressé jusqu'à des étapes ultérieures. Le cancer de l'ovaire est plus fréquent chez les femmes qui ont des taux d'ovulation plus élevés, ou les femmes qui n'ont pas d'enfants. Le cancer de l'ovaire peut avoir beaucoup de différents symptômes tels que: les maux d'estomac, la fatigue, douleur abdominale ou pelvienne, les problèmes urinaires, les maux de dos, des douleurs pendant les rapports sexuels, constipation, perte de poids et même l'enflure de la région abdominale.

6. Le cancer de la peau

Le cancer peut se développer dans la peau aussi, et ce type de cancer est appelé cancer de la peau. Le développement et la croissance cellulaire anormale dans la peau peut provoquer ce problème. Il existe trois différents types de cancer de la peau - cancer de la peau baso-cellulaire, cancer de la peau mélanome et baso-cellulaire. Plus de 90 % des cancers de la peau sont causés par une exposition prolongée aux rayons ultraviolets du soleil. Les rayons UV sont les principaux facteurs à l'origine de tous les trois types de cancer, et les symptômes comprennent des ulcères de la peau, rougeur, desquamation et des taches de la peau, et même la décoloration de la peau.

7. **Le cancer de la prostate**

Le cancer de la prostate est le deuxième cancer le plus souvent diagnostiqué chez les hommes. Lorsque les cellules de la prostate commencent à se développer et à se propager de façon anormale, le cancer de la prostate est créé. Certaines cellules du cancer de la prostate peuvent se développer et se propager très rapidement, cependant, il faut généralement un long temps pour elle d'élaborer de nouvelles étapes. La glande de la prostate est constatée chez les hommes seulement et est située en avant du rectum et juste en dessous de la vessie. Les cellules glandulaires qui produisent le liquide de la prostate, un composant essentiel du sperme. Ces cellules peuvent croître de façon irrégulière et le cancer de la prostate peut se produire. Les symptômes les plus courants de cancer de la prostate sont la présence de sang dans l'urine ou le sperme, les maux de dos, douleurs à la hanche, l'urination fréquente, la dysfonction érectile et un jet urinaire faible.

8. **Le cancer du pancréas**

Le pancréas est un organe glandulaire situé derrière l'estomac, et son rôle est la sécrétion de l'hormone de régulation du sucre, l'insuline. Les cellules peuvent croître anormalement et se multiplier au sein de l'organe. Le cancer du pancréas se produit généralement après l'âge de 40 ans. Le cancer du pancréas peut se produire à partir de l'usage du tabac, l'obésité, le diabète, et parfois de maladies génétiques rares. Cependant, un quart des cas est directement lié à la consommation de tabac. Le cancer du pancréas commence à se propager très rapidement vers le foie et c'est ce qu'on appelle l'ictère. Les symptômes les plus courants de cancer du pancréas sont l'urine foncée, selles de couleur claire et graisseuses, perte de poids, maux de ventre, des vomissements, de l'hépatomégalie et démangeaisons de la peau. Les symptômes peuvent même induire le diabète et des anomalies des tissus gras.

9. Le cancer colorectal

Le cancer colorectal est connu comme le cancer de l'intestin et c'est le développement de cellules cancéreuses dans le côlon ou le rectum. Les cellules anormales peuvent ensuite se propager à travers le corps et les autres organes. La plupart des cas des cancers colorectaux sont liées à l'âge et des facteurs liés au mode de vie. L'obésité, le tabagisme et le manque d'activité physique peuvent conduire à un cancer colorectal. Les facteurs alimentaires, comme la consommation de viande rouge, viande transformée et l'alcool sont également des causes connues. Une fois que vous cliquez sur l'âge de 50 ans, il est recommandé de se soumettre à un dépistage, car le diagnostic précoce de ce cancer peut vous aider à empêcher votre propre mort. Le cancer colorectal provoque des symptômes comme la constipation, sang dans les selles, des douleurs abdominales, diarrhée, perte de poids, une grosseur dans l'estomac, et une carence inexplicable en fer chez les hommes. Les femmes souffrent de carence en fer après leur ménopause.

10. Cancer de l'utérus

C'est le cancer le plus commun trouvé dans le système reproducteur des femmes. Le cancer commence quand les cellules saines situées dans l'utérus commencent à se développer de façon anormale, créant une tumeur. Le cancer de l'utérus est divisé en deux grands types, adénocarcinome et sarcome. L'ACS (American Cancer Society) estime qu'en 2016, 60 000 femmes recevront un diagnostic de cancer de l'utérus en 2016, et 10000 de décéderont. Le symptôme le plus courant de ce cancer est le saignement vaginal anormal. Les rejets peuvent être des flux aqueux, les flux de sang ou d'autres rejets mélangés avec du sang. Les symptômes comprennent la douleur en urinant, douleur pendant les rapports sexuels, des douleurs dans la région pelvienne et miction anormale. Dix pour cent des femmes atteintes d'un cancer de l'utérus ont une masse tumorale pelvienne.

Types de cancer

Carcinome

La plupart des types de cancers sont des carcinomes. Ils sont créés par les cellules épithéliales qui tapissent les surfaces internes et externes du corps. Les carcinomes commencent dans des différents types de cellules épithéliales, et ils ont des noms spécifiques.

- L'adénocarcinome est un cancer qui se forme dans les cellules épithéliales qui rendent le les fluides visqueux qui couvrent les surfaces corporelles, fluides et le mucus.

- Cancer à cellules transitionnelles est un cancer qui se forme dans un type de tissu épithélial situé dans la paroi de la vessie, les uretères et certaines parties des reins.

- Le carcinome baso-cellulaire est le cancer qui commence dans la couche la plus basse de l'épiderme, essentiellement la peau d'une personne.

- Le carcinome épidermoïde est un cancer qui se forme dans les cellules squameuses, la couche située juste sous notre peau. Ce tissu revêt également beaucoup d'autres organes comme la vessie, les poumons, les intestins, l'estomac et les reins.

Sarcome

Les sarcomes sont des cancers qui se forment dans l'os et les tissus, comme le muscle, la graisse, les vaisseaux sanguins, du tissu fibreux et les vaisseaux lymphatiques.

L'Ostéosarcome est la forme la plus courante de cancer des os, et des types de de ce cancer incluent: léiomyosarcome, sarcome de Kaposi, liposarcome, dermatofibrosarcome protuberans etc.

La leucémie

Le cancer qui se développe dans le tissu hématopoïétique de la moelle osseuse est appelée la leucémie. Il existe des différents types de leucémies, regroupées par la vitesse à laquelle la maladie évolue, et à quelle fréquence cela se produit. Ces cancers ne forment pas de tumeurs solides, au contraire, le grand nombre de globules blancs s'accumule dans le sang et la moelle. Le faible niveau des cellules sanguines normales entraîne des difficultés pour le corps d'obtenir l'oxygène nécessaire à ses tissus. Le système immunitaire affaiblit également fortement, et le saignement est difficile à arrêter.

Lymphome

Le lymphome est un cancer qui est créé sur les globules blancs qui luttent contre les maladies qui aident notre système immunitaire. Les lymphocytes anormaux s'accumulent dans les ganglions lymphatiques et les vaisseaux sanguins, provoquant un lymphome. Il y a deux différents types de lymphome, la maladie de Hodgkin et les lymphomes non hodgkiniens.

Le myélome multiple

Le myélome multiple est un cancer qui se développe dans les cellules de plasma de nos corps. Les cellules myélomateuses anormales s'accumulent dans la moelle osseuse et forment des tumeurs dans tous les os du corps.

Le mélanome

Le mélanome est un cancer qui commence dans les cellules qui produisent la mélanine (le pigment de la peau). La plupart des mélanomes se forme sur la peau, mais il y a aussi des mélanomes dans d'autres parties pigmentées, tels que l'œil.

C'est quoi la vitamine B17?

Le laetrile, souvent désigné comme la vitamine B17, même si ce n'est pas vraiment une vitamine. C'est à moitié naturel, à moitié faite par l'homme et est créé à partir de noix brutes et pépins de nombreux fruits, en particulier l'abricot. Après traitement des noix brutes /pépins, une forme de la substance naturelle amygdaline est créée.

Les cellules humaines en santé contiennent naturellement de l'enzyme rhodanèse qui sert de neutralisant pour le benzaldéhyde et le cyanure d'hydrogène, trouvé en B17. Ces enzymes sont alors convertis aux composés nutritifs thiocyanate et l'acide benzoïque. Le glucose donne du B17 aux cellules cancérogènes et parce qu'ils n'ont pas l'enzyme rhodanèse. Au lieu de cela, ils ont la bêta-glucosidase. Cette enzyme se trouve uniquement dans les cellules cancéreuses et en combinaison avec le benzaldéhyde et le cyanure, crée un poison qui cible spécifiquement les cellules cancéreuses.

Le laetrile est un moyen très efficace de lutter contre le cancer, cependant, il est recommandé qu'il ne soit pas un traitement principal du cancer.

Comment ça marche?

Le laetrile est l'un des traitements alternatifs les plus populaires et efficaces du cancer disponible. Afin d'accroître l'efficacité du laetrile, il est recommandé de suivre un strict régime alimentaire et également acheter de nombreux autres suppléments.

Le laetrile cible et tue les cellules cancéreuses, en réparant le système immunitaire à repousser les possibilités de cancer dans l'avenir.

La science derrière le laetrile

Quand les cellules de cancer rencontrent les molécules de laetrile, il se décompose en deux molécules de glucose, une molécule d'acide cyanhydrique et de molécule de benzaldéhyde. Au début, on pensait que la molécule d'acide cyanhydrique était la principale molécule qui tuait les cellules de cancer, mais des études ultérieures ont montré que la molécule du benzaldéhyde est la plus efficace tueuse des cellules de cancer.

La thérapie de laetrile est un traitement à long terme. Malgré l'efficacité de la molécule du benzaldéhyde, ce traitement prend un peu de temps pour travailler. C'est parce que la molécule de laetrile interagit d'abord avec des cellules non cancéreuses, rhodanèse. Lorsque cela se produit, la molécule de laetrile n'a aucune chance d'interagir avec les cellules cancéreuses. La rhodanèse est très efficace contre le laetrile, et c'est la raison pour laquelle vous avez à ingérer une grande quantité pendant une période prolongée, de sorte que le laetrile qui survit attaque finalement les cellules cancéreuses.

La deuxième étape pour aider le progrès de votre traitement est l'alimentation. Le régime de laetrile est conçu pour renforcer la chymotrypsine et la trypsine dans votre corps, leur permettant de travailler sur les cellules cancéreuses. Elles décomposent les enzymes autour des cellules cancéreuses et les exposent aux globules blancs. Maintenant, les globules blancs identifient le cancer et puis les tuent.

Le plan de traitement

Cette thérapie provient de l'ouvrage de Philip Binzel, Alive and Well. Tout traitement du cancer commence par l'organisation de votre alimentation, et en choisissant quels aliments vous pouvez et ne pouvez plus manger. Ce régime est très similaire à l'alimentation à base de nourriture crue. Cependant, le régime alimentaire Binzel n'inclut pas les fruits et légumes. Des études ont montré que les fruits et légumes contiennent des nutriments qui tuent le cancer.

La meilleure option est de mélanger l'alimentation à base de nourriture crue avec le laetrile. Commencez à consommer plus d'aliments de l'alimentation à base de nourriture crue qui sont hautes en laetrile, tels que; les fruits, les graines, les céréales et les noix.

Afin de faire le laetrile travaillé efficacement, ces suppléments sont nécessaires:

- Le Zinc
- La vitamine C
- Le magnésium
- Le manganèse
- Le sélénium
- Les vitamines B6, B9, et B12
- La vitamine E
- La vitamine A

Si vous préférez prendre des multivitamines, calculez le reste et compensez l'insuffisance.

Binzel recommande également Megazyme forte, riche en trypsine, bromelain, zinc, et la chymotrypsine. Deux comprimés, trois fois par jour est la dose recommandée. Il est essentiel d'ingérer les enzymes pancréatiques ou protéolytiques au cours de la thérapie de laetrile.

Parce que les protéines sont un macronutriment nécessaire, Binzel permet les céréales, les noix et les haricots qui sont riches en protéines, même s'ils doivent être cuits. Quoi que ce soit provenant d'un animal est interdit.

Comment obtenir le laetrile

En raison de réglementations de la FDA, les suppléments de laetrile peuvent être presque impossibles d'acheter en dépit d'être un supplément naturel parfaitement sûr. Les médecins doivent témoigner à la FDA qu'ils utilisent le laetrile, le rendant fondamentalement illégal.

Vous pouvez acheter le laetrile en ligne sous la forme de noyaux d'abricot. La coquille dure située au milieu d'une pêche ou abricot garde des pépins à l'intérieur. Si vous casser la coquille dure du fruit, à l'aide d'un marteau, casse-noisette ou d'une pince, vous trouverez un petit noyau qui ressemble à une amande. C'est plus doux qu'une amande et il n'est certainement pas du même goût. Cette graine est riche en laetrile.

Une recherche google pour "noyaux d'abricot" affichera donc beaucoup de résultats, et vous pouvez trouver un grand nombre de boutiques et de magasins qui vendent des noyaux d'abricot. Les noyaux sont scellés dans un nouveau sac, et le prix n'est pas élevé. La dose recommandée pour les noyaux est de 24 à 40 grains par jour, répartis tout au long de la journée. Pour les personnes en rémission, 16 noyaux par jour sont le minimum.

D'autres aliments riches en laetrile sont le sarrasin et les grains de millet. Les graines de baies telles que les framboises rouges sont pleines de laetrile. Les framboises rouges ont également leur propre tueur de cancer, l'acide ellagique, un composé chimique phénolique. L'acide ellagique peut être trouvé dans de nombreux aliments, mais c'est plus dense dans les framboises rouges, et aussi les fraises.

N'oubliez pas d'acheter une gelée qui a des graines du fruit stockées à l'intérieur, une bonne source de laetrile. Les noyaux d'abricot, cependant, demeurent la meilleure source de laetrile. Il est recommandé de tenir l'avenir en compte et de planter l'abricotier où vous pouvez en avoir accès.

Les autres sources comprennent les noyaux d'abricot, les noyaux de pêche, pépins de raisins, mûres, bleuets, germes de haricots, fraises, les haricots de lima etc.

La FDA a déclaré le laetrile comme une substance toxique, cependant, c'est tout un mensonge. Philip Binzel a écrit un livre "Alive and Well" décrivant la façon dont il est passé par le traitement du cancer, témoignant de l'importance de laetrile, et en montrant comment il est venu à être une substance illégale.

Les comprimés de laetrile sont recommandés d'être ingérés avec de l'eau naturelle au cours d'un repas, pour aider à la digestion régulière des produits chimiques.

Les effets secondaires de Laetrile

L'un des effets secondaires du laetrile est une pression artérielle basse. Cela se produit parce qu'un thiocyanate est formé, qui abaisse la pression artérielle. Pour le métabolisme pour libérer de l'acide cyanhydrique, l'acétone, le sucre et le benzaldéhyde, les nitrilosides doivent être hydrolysés.

Ce n'est pas un problème pour la plupart des gens, mais pour les personnes qui sont déjà sous traitement avec des médicaments pour la pression artérielle, cela pourrait être un problème majeur.

Beaucoup de gens sur le régime alimentaire et le régime de laetrile utilise également des enzymes protéolytiques. Les enzymes protéolytiques sont des diluants de sang, et ils ne doivent pas être utilisés avec des médicaments pour éclaircir le sang, à moins que le médecin permette l'utilisation de deux traitements. Il est recommandé d'être prudent lors de l'utilisation d'enzymes protéolytiques, car ils sont de puissants anticoagulants.

L'utilisation de laetrile avec les probiotiques peuvent augmenter la quantité de cyanure d'hydrogène, et cela va créer des effets secondaires indésirables.

Il est recommandé que vous pensiez à la combinaison de traitements du cancer. Lisez attentivement les étiquettes et les mises en garde, afin de voir si les traitements que vous recevez actuellement ont des effets indésirables lorsqu'ils sont combinés avec le laetrile.

D'autres traitements contre le cancer

Il existe des différents traitements de cancer disponibles, et nous allons explorer quelques-unes des options les plus populaires.

1. **La chirurgie**
    La chirurgie est une option de traitement où un chirurgien formé fait une incision sur le corps. Normalement les procédures consistent de couper à travers la peau, les muscles et parfois même les os. Le tissu cancéreux, habituellement sous la forme de la tumeur, est coupé du corps pour l'empêcher de se propager. C'est une

méthode de traitement très efficace, mais il n'est pas toujours faisable.

Les patients sont habituellement sous l'effet de puissants tranquillisants et de l'anesthésie, parce que de telles intrusions peuvent être très douloureuses.

2. **La chimiothérapie**
La chimiothérapie agit en tuant les cellules dans le corps qui sont sur le point de se diviser en deux nouvelles cellules. Notre corps est composé de milliards de cellules. Une fois que nous atteignons une maturité complète, la plupart des cellules de notre corps ne se divisent pas et ne se multiplient pas souvent. Elles se divisent seulement lorsqu'un dommage est arrivé et elles ont besoin de réparer ou de guérir le tissu.

Le cancer cause les cellules à se multiplier sans arrêt, causant un grand groupe de cellules, qui crée une bosse, la tumeur. Parce qu'ils se divisent et se multiplient toujours, ces cellules sont très susceptibles d'être visées par la chimiothérapie.

Cependant, le corps a des cellules qui ne cessent de se diviser et se multiplier. Il inclut notamment la cellule de vos cheveux, votre moelle osseuse et celle de votre peau. Parce qu'ils se divisent toujours, elles sont aussi endommagées par la chimiothérapie. Mais cet effet secondaire ne dure pas pendant de longues périodes, et les symptômes disparaissent après la fin du traitement systématique.

3. La radiothérapie

Les cellules cancéreuses peuvent être tuées en utilisant des doses élevées de rayonnement, et c'est aussi utilisé pour réduire les tumeurs. La quantité de rayonnement concentrée tue des cellules de cancer et les empêche de retourner dans le corps. La radiothérapie fournit également une diminution de la douleur causée par le cancer.

Cette technique, cependant, prend un peu de temps pour être efficace. C'est habituellement après les premiers jours ou semaines de traitement que les cellules cancéreuses commencent à mourir. Après cela, l'effet létal de la thérapie continuera de tuer les cellules cancéreuses même après quelques semaines ou mois de radiothérapie. Il y a deux différents types de radiothérapie, à une irradiation externe et une à irradiation interne.

La radiothérapie a également des effets néfastes sur le corps, et elle peut tuer les cellules saines. Cela peut avoir des impacts négatifs, et la fatigue est un symptôme courant de la radiothérapie. Les médecins prennent toujours en compte les dommages causés aux cellules saines par le rayonnement.

4. **Transplantation de cellules souches**
   Ce type de traitement restaure les cellules hématopoïétiques chez les personnes qui souffrent du faible nombre de cellules sanguines en raison des effets négatifs de la chimiothérapie ou la radiothérapie.

Une cellule souche n'est pas un remède direct du cancer, mais aide une personne à récupérer la capacité de reproduction des cellules souches.

Les récepteurs les plus courantes de cette transplantation sont les patients atteints de lymphome et de leucémie. La transplantation de cellules souches peut avoir des effets négatifs, car parfois les cellules blanches du patient récepteur identifient les cellules du donneur comme une intrusion et les détruisent ensuite. Ceci est traité avec des stéroïdes qui répriment le système immunitaire, ouvrant une faille pour les infections.

5. L'hormonothérapie

L'hormonothérapie est un traitement utilisé pour les patients atteints de cancers qui se propagent par les glandes. Cela inclut les cancers de la prostate et du sein, car ils utilisent des hormones pour leur croissance.

L'hormonothérapie agit en arrêtant ou en ralentissant la capacité du corps à produire des hormones ou d'interférer avec le comportement des hormones dans le corps.

Les effets secondaires varient selon le type de traitement qui est utilisé, mais il comprend généralement les bouffées de chaleur, les os fragilisés, diarrhée, nausée, fatigue, basse libido et saute d'humeur.

Faire face aux symptômes du traitement du cancer

Toute forme de traitement du cancer est essentiellement une bataille à l'intérieur de votre corps. Vos cellules saines luttant contre les cellules cancéreuses. Quand le traitement est appliqué, les cellules cancéreuses commencent à mourir, mais ils sont également inclus dans votre corps, et cela crée des dégâts au fil du temps. De nombreux traitements du cancer ont de nombreux effets secondaires tels que la perte de cheveux, nausée, diarrhée, décoloration de la peau, fatigue etc.

Ces effets secondaires peuvent laisser le patient très fatigué, démotivé et généralement malheureux. C'est une partie très importante dans la lutte contre le cancer, et il est recommandé que vous essayiez de battre les effets secondaires.

L'intégration de l'efficacité du traitement avec ces traitements alternatifs vous aidera à vous soulager de nombreux symptômes du traitement du cancer. Parler avec votre médecin sur les traitements alternatifs peut vous aider à avoir une idée claire sur le meilleur plan à suivre.

Si vous ressentez de l'anxiété, aller à une séance d'hypnose va vous aider à soulager l'anxiété et atteindre un état d'esprit calme. Le massage et la méditation peut également vous aider à éviter l'anxiété du traitement.

La fatigue peut être défaite en faisant le contraire, en faisant de l'exercice. Comme le corps fait de l'exercice, les cellules commencent à travailler mieux, car plus d'oxygène est pompé à travers eux. Cela va batailler l'effet de la fatigue et faire du yoga vous aidera également à vous libérer de la fatigue.

La nausée et le vomissement peut être combattu avec l'acupuncture, l'aromathérapie, l'hypnose, la musicothérapie et la consommation de cannabis.

L'aromathérapie, l'hypnose, des séances de massage et l'acupuncture peut vous aider à mieux dormir, car vous ferez l'expérience de douleurs pendant le traitement.

Des problèmes de sommeil peuvent être facilement résolus avec l'exercice, le yoga et la consommation de la famille indica de la plante de cannabis.

Le stress est également un autre facteur important qui doit être combattu et en allant à des séances de yoga, tai chi, l'hypnose, l'exercice, et la consommation de cannabis va vous aider à le combattre.

Cependant, l'idée principale ici est que la détection précoce est mieux que guérir la maladie. En détectant le cancer dans ses phases antérieures, il est plus facile de le traiter et parfois même une simple chirurgie peut se débarrasser du problème. Assurez-vous de visitez le médecin régulièrement, car l'attraper tôt pourrait vous sauver les problèmes de traitement. Le cancer est un problème très grave et il faut qu'il soit traité de cette façon et de comprendre comment la maladie fonctionne vous aidera à comprendre la gravité de la maladie.

Avis de non-responsabilité

Introduction

En utilisant ce livre, vous acceptez cet avis de non-responsabilité en totalité.

Aucun conseil

Le livre contient de l'information. L'information n'est pas du conseil et ne doit pas être traitée comme telle.

Si vous pensez que vous souffriez de toute condition médicale, vous devriez consulter immédiatement un médecin. Vous ne devez jamais retarder la demande d'un avis médical, ignorer l'avis d'un médecin, ou d'interrompre un traitement médical en raison d'informations dans le livre.

Aucune représentation ou garantie

Dans la mesure maximale permise par la loi applicable et sous réserve de l'article ci-dessous, nous excluons toutes les déclarations, garanties, engagements et garanties liées au livre.

Sans préjudice de l'ensemble du paragraphe précédent, nous ne représentons pas, d'un mandat, d'entreprendre ou de garantie :

- Que l'information dans le livre est correcte, exacte, complète ou non trompeuse ;

- Que l'utilisation des directives dans le livre donnera lieu à un résultat particulier ou résultat.

Limitations et exclusions de responsabilité

Les limitations et exclusions de responsabilité énoncées dans cette section et ailleurs dans cet avis de non-responsabilité: sont visés à l'article 6 ci-dessous; et régissent toutes les obligations découlant de l'avis de non-responsabilité ou en relation avec ce livre, y compris le passif découlant du contrat, en responsabilité délictuelle (y compris la négligence) et pour la violation d'une obligation réglementaire.

Nous ne serons pas responsables envers vous pour toute perte découlant d'un événement ou d'événements hors de notre contrôle raisonnable.

Nous ne serons pas responsables envers vous pour les pertes commerciales, y compris, sans limitation, perte ou détérioration de bénéfices, revenus, revenu, l'utilisation, la production, les économies anticipées, des affaires, des contrats, des opportunités commerciales ou de bonne volonté.

Nous ne serons pas responsables envers vous pour toute perte ou corruption de données, base de données ou de logiciels.

Nous ne serons pas responsables envers vous pour tout dommage ou perte spécial, indirect ou consécutif.

Exceptions

Rien dans la présente clause doit : limiter ou exclure notre responsabilité en cas de décès ou de blessures résultant de négligence ; limiter ou exclure notre responsabilité en cas de fraude ou de déclaration frauduleuse ; limiter tout de nos passifs d'une façon non autorisée par la loi applicable ; ou d'exclure l'un de nos passifs qui ne peuvent pas être exclus en vertu de la loi applicable.

Dissociabilité

Si une section de cet avis de non-responsabilité est déterminée par un tribunal ou toute autre autorité compétente pour être illégale et/ou non applicable, les autres sections de la présente clause continue de s'appliquer.

Si des informations illégales et/ou inapplicable l'article serait licite ou exécutoire si une partie de celui-ci ont été supprimés, cette partie sera réputée être supprimé, et le reste de la section continuera en vigueur.

Droit et juridiction

Cet avertissement sera régi et interprété conformément au droit suisse, et tout litige relatif à la présente clause sera soumis à la compétence exclusive des tribunaux de la Suisse.

Descriptif

Le cancer est un problème sans cesse croissant, prenant des vies dans le monde entier à un rythme alarmant. Un rapport de l'Organisation mondiale de la Santé a déclaré que, chaque année, 1,6 millions de nouveaux cas sont signalés dans les seuls États-Unis et que plus de 600 000 mourront de la maladie. Malheureusement, le cancer n'est pas seulement une chose ou une maladie, c'est un terme générique qui englobe toute condition où les cellules anormales se développent à un taux anormal. En ce moment, chaque organe et système du corps peut être attaqué par une forme de cancer, dont certains peuvent se propager à d'autres parties du corps ou même dans le sang lui-même. La science médicale travaille furieusement pour trouver un remède, explorant des pistes à la fois modernes et obscures. La médecine naturelle a également prêté main forte à la recherche, à la recherche de remèdes et de recours internes qui nous est présenté aujourd'hui et ceux d'un passé lointain.

La vitamine B-17 est une substance à moitié naturelle, à moitié faite par l'homme connue sous le nom de laetrile. Créé à partir de noix brutes et les pépins de nombreux fruits comme l'abricot, cet amygdaline a une enzyme qui interagit dans le corps, et dans les cellules cancéreuses qui luttent activement contre les envahisseurs. Des travaux chimiques en laboratoire et sur le corps, et ces composés, en conjonction avec une alimentation saine et des soins médicaux appropriés, peut-être en train d'ouvrir la voie à des traitements du cancer - et même un remède.

Ce guide explique comment la vitamine B-17 fonctionne, comment l'intégrer dans votre régime alimentaire, les avantages et les inconvénients ainsi que d'aborder des questions ou des soucis. Si vous, ou quelqu'un que vous connaissez, subit les effets débilitants du cancer, vous vous devez de lire ce livre aujourd'hui.